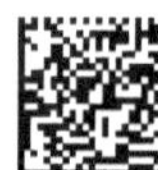

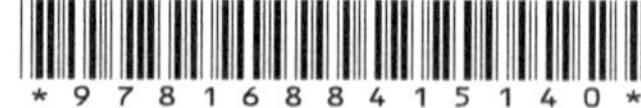
9 781688 415140